AF403582

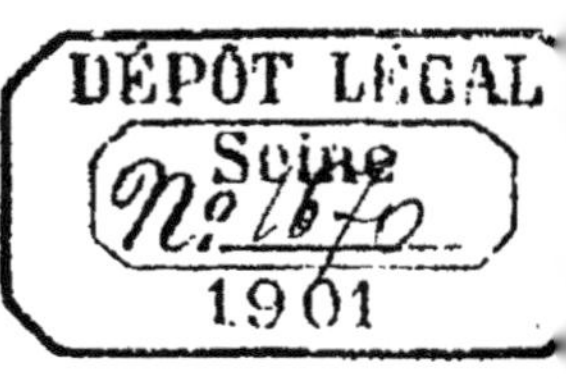

ÉTUDE CLINIQUE

SUR

LA FIÈVRE PERNICIEUSE

DITE GASTRALGIQUE

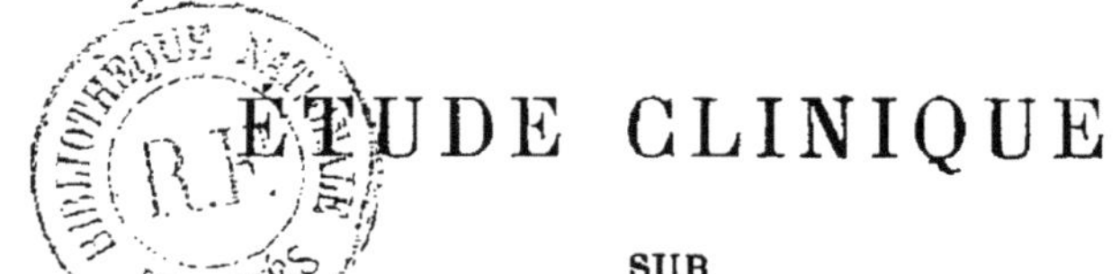

ÉTUDE CLINIQUE

SUR LA

FIÈVRE PERNICIEUSE

DITE GASTRALGIQUE

PAR LES D^{rs}

Jean CARDAMATIS
Vice-Président

Spiridion KANELLIS
Ancien Vice-Président

de la Société Médicale d'Athènes.

PARIS

AUX BUREAUX DU
PROGRÈS MÉDICAL
14, rue des Carmes, 14

FÉLIX ALCAN
ÉDITEUR
108, boulevard Saint-Germain, 108

1901

ÉTUDE CLINIQUE

SUR

LA FIÈVRE PERNICIEUSE

DITE GASTRALGIQUE

I.

Au nombre des fièvres pernicieuses, on range aussi la fièvre pernicieuse gastralgique. La raison qui a fait entrer cette fièvre dans le cadre des accidents pernicieux est moins imputable à sa terminaison, qui n'implique d'ailleurs aucun danger, qu'à la gravité et la violence des symptômes par lesquels elle évolue. Le motif unique qui a déterminé les observateurs de classer cette fièvre parmi les accidents pernicieux ou fièvres pernicieuses, découle de l'importance du plus saillant des symptômes, c'est-à-dire de la gastralgie.

Il est vrai que la scène est dominée par le symptôme de la gastralgie et que le malade en souffre atrocement, mais ce n'est pas une raison suffisante pour qu'on traite de pernicieuse une fièvre, une maladie dont l'issue n'a rien de fâcheux. Au moins, de notre part, n'eûmes-nous jamais l'occasion d'assister à un dénouement fatal, témoins nos propres cas, ainsi que ceux d'autres confrères, tels que Théophanidès, etc. Nos observations ne portent point sur les douleurs gastralgiques légères qui peuvent se produire au cours de fièvres intermittentes de première invasion ou dans le cours de fièvres inter-

mittentes de rechute et qui, du reste, ne sont pas rares
consécutivement à des causes locales ou à des causes
générales prédisposantes ; mais bien elles visent aux
véritables formes gastralgiques qui peuvent se
présenter quelquefois dans le cours des fièvres intermittentes.

Quant à la détermination de la malignité ou de la
bénignité de cette forme, partant de l'heureuse issue de
nos propres cas, nous venons, il est vrai, tout à fait à
l'encontre de l'opinion émise par d'éminents observateurs, mais nous avons en notre faveur l'opinion d'autres auteurs qui, d'accord avec nous, n'admettent pas
de mauvais pronostic dans cette fièvre. C'est ainsi,
par exemple, que Maillot déclare n'avoir jamais vu
l'accès gastralgique se terminer par la mort ; par contre
Haspel et Colin, qui rangent cet accès parmi les accidents pernicieux du paludisme, voient dans la fièvre
gastralgique ou cardialgique la plus dangereuse forme
des fièvres pernicieuses palustres.

Le principal symptôme pathognomonique de cette
fièvre consiste en une douleur vive siégeant à l'épigastre.
Pour avoir étudié sur le lit du malade cette symptoma-
tologie spéciale, nous essayons par la présente étude,
relative à ce sujet, de démontrer l'erreur qu'on a commise
en traitant cette fièvre de pernicieuse. Nous eûmes, à
plusieurs reprises, l'occasion de rencontrer cette forme
et nous la suivîmes de très près et avec beaucoup d'attention, tant au point de vue de l'étiologie comme début
de la maladie qu'au point de vue de l'évolution de ses
symptômes. Nous remarquâmes que, abstraction faite
de l'élément douleur, la maladie, eu même égard à sa
terminaison, ne diffère guère des stades typiques d'une
simple fièvre intermittente palustre. Cette fièvre, à ne
nous en rapporter qu'à nos propres connaissances, ne
s'attaque jamais à des individus bien portants et d'une
santé parfaite. Quoique rare, comme Laveran le fait
aussi remarquer avec raison, *elle atteint pourtant des*

individus qui appartiennent par diathèse à une dys-
threpsie ou ceux dont le principal organe, qui sert
de siège au symptôme dominant, eût à souffrir anté-
rieurement.

Le développement de la fièvre gastralgique ne suit
pas la règle commune, d'après laquelle font leur apparition les autres fièvres pernicieuses qui ne se pro-
duisent, le plus souvent, qu'à la suite de plusieurs accès
de fièvres intermittentes palustres. L'apparition de
l'accès gastralgique se fait indifféremment, sans que la
condition de la préexistence d'accès intermittents palustres soit absolument nécessaire. En effet, l'accès
gastralgique fut observé tant à la suite d'atteintes réité-
rées de fièvre intermittente palustre, qu'en dehors de
ces conditions. La préexistence donc, de peu ou de
beaucoup d'accès intermittents palustres, n'implique
aucune importance pathogénique pour le développement de l'accès gastralgique. Le type de la fièvre
gastralgique est toujours celui d'une intermittente quo-
tidienne ou d'une tierce, et, d'après ce que nous ap-
prennent nos propres études, elle n'apparaît jamais sous
aucune autre forme typique. L'accès gastralgique offre
les stades caractéristiques de la fièvre intermittente
palustre simple avec une seule variation symptomato-
logique, c'est-à-dire la gastralgie, qui constitue le principal caractère de cette forme fébrile du Protée palustre
et qui la fait entrer dans le cadre des accès pernicieux.

Laveran, dans la description du tableau clinique de la
fièvre gastralgique, dit que le malade éprouve à l'épigastre une sensation extrêmement douloureuse de brûlure, de déchirement ou de torsion; la face exprime
l'anxiété; le malade, replié sur lui-même, se répand en
plaintes continuelles et se roule dans son lit, souvent il
est pris de vomissements; au bout d'un temps variable,
les douleurs se calment, et l'accès se termine par des
sueurs abondantes. Le même auteur, reconnaissant
avec beaucoup de raison la rareté de cette forme de

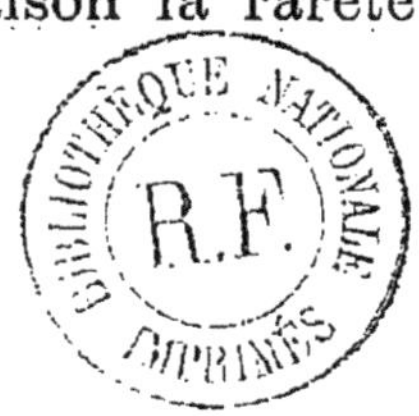

fièvre palustre, et surtout relativement à la multiplicité des autres accès pernicieux, avoue n'avoir observé qu'une fois l'accès pernicieux gastralgique durant son séjour de cinq ans à Constantine. Que cette fièvre ne se rencontre, en effet, que rarement, il ressort tant de la statistique que de notre propre expérience. Sur plusieurs milliers de cas de différentes formes du paludisme, nous ne rencontrâmes que quatre fois la fièvre gastralgique réputée pernicieuse. Sur 127 cas de fièvres pernicieuses observées dans l'espace de cinq ans, de 1893 à 1898, dans les hôpitaux et les infirmeries de l'armée hellène, on n'a noté qu'un seul cas de fièvre gastralgique. Une autre statistique plus complète(1), qui contient les observations d'auteurs grecs et étrangers, montre que parmi 1.347 cas d'accès pernicieux, on n'a noté que 5 cas de fièvre gastralgique. En totalité, sur 1.474 accès pernicieux, nous n'avons que 6 cas d'accès gastralgiques.

Dans la description de la maladie, qui suit immédiatement, ayant en vue le symptôme prédominant de cette dernière, c'est-à-dire la douleur gastralgique, nous établissons une distinction quant à l'intensité et la durée de la douleur et nous divisons la fièvre gastralgique en continue et en intermittente. Nous appelons *continue* la fièvre gastralgique qui se caractérise par de la gastralgie dont l'intensité va en augmentant et, après avoir atteint son maximum, elle finit par disparaître comme un seul accès isolé. La fièvre gastralgique est appelée *intermittente* lorsque, pendant la durée du mouvement fébrile, la douleur gastralgique se présente sous le type de plusieurs accès distincts les uns des autres par des intermittences complètes ou encore par des rémissions, de façon qu'on puisse distinguer pendant le mouvement fébrile continu trois, quatre, jusqu'à huit accès gastralgiques.

---

(1) Voir *Traité sur la Fièvre bilieuse hémo-globinurique*, p. 227, par Jean Cardamatis.

II.

Description de l'accès de la fièvre gastralgique.

Premier stade. — On doit signaler, comme début de l'accès, l'affaiblissement progressif des forces, lequel, deux ou trois heures à l'avance du frisson, se répand sur tout le corps. Durant ce stade, en dehors de la courbature générale et de l'énervement du corps, les membres sont en résolution ; il y a des tremblements et des bâillements. A mesure que l'accès approche, le malade commence à éprouver une légère phlogose et de la brûlure au niveau des os longs avec de la douleur obtuse dans les articulations ; une *aura* se manifeste le long du tronc ; les extrémités deviennent froides ; une pâleur blanchâtre, surtout sur les lèvres de la bouche, est répandue sur le visage naguère vermeil du malade ; enfin l'*aura* fait place à des frissonnements.

Second stade. — Il est dans la règle que le frisson, qui ne fait défaut que rarement, succède aux frissonnements. En même temps commence la douleur qui, localisée sur une petite étendue, occupe l'épigastre ou plutôt la région péri-ombilicale. La douleur, très intense, très violente dès le début, fait que le malade se replie sur lui-même. La douleur proprement dite, siégeant le plus souvent entre la région ombilicale et la région stomacale, s'irradie de tous les côtés ; lancinante et cuisante, comme celle de la cautérisation par le fer rouge ; elle est tantôt continue ou rémittente et ne présente qu'un seul accès, tantôt elle est intermittente et présente plusieurs accès distincts et indépendants entre eux. Dans l'accès continu, la violence de la douleur est supérieure à celle des douleurs de l'enfantement : la douleur, pendant l'accès continu, dure plus

longtemps que dans chaque accès de la forme intermittente de la fièvre gastralgique pris isolément. Le malade
souffre terriblement ; il se replie sur lui-même, il se
roule dans son lit, il porte les mains sur la région où
siège la douleur, il presse profondément son ventre ;
comme épouvanté, comme effrayé, tantôt il grince
des dents, tantôt il mord ses habits. La douleur
intense, excessive de la forme continue dure plus
d'une demi-heure, tandis que dans la forme intermittente chaque accès douloureux ne se prolonge pas plus
d'un quart d'heure. Le frisson et la douleur sont suivis de
nausées ; le malade est pris de vomissements ; les matières vomies sont bilieuses si l'estomac se trouve vide
d'aliments. Les vomissements augmentent d'intensité
et de fréquence ; l'estomac rejette toute substance
ingérée. Le malade éprouve une soif inextinguible qui
va en augmentant par l'évacuation forcée de tout
liquide pouvant se trouver dans l'estomac. C'est ce
dernier fait qui finit par épuiser les forces du malade.
L'estomac, à cause de sa grande sensibilité, ne tolère
aucun médicament ; les narcotiques, les révulsifs, les
antiphlogistiques, tels que la glace, etc. n'arrivent
point à avoir raison de cette sensibilité de l'estomac.
Tout est vomi, tout est rejeté par l'estomac, et ce n'est
que l'aiguille de la seringue de Pravaz qui rend des
services précieux contre l'intolérance stomacale. Cepen-
dant, il est des cas où l'estomac offre plus de doci-
lité à l'ingestion des médicaments au moyen de
badigeonnages d'éther sulfurique pratiqués sur la
région stomacale ; l'éther sulfurique appliqué sur
l'estomac extérieurement a l'avantage de calmer ou
même de combattre la tendance aux vomissements :
la nausée cède, après que le malade a vomi des matières bilieuses. Dans l'acmé de la fièvre, le malade
éprouve une angoisse ; il porte ses mains çà et là ; il
étend et fléchit alternativement les jambes. Du moment
où la fièvre commence à reculer, la douleur fait place à

un certain bien-être, et le malade passe au stade terminal de l'accès, sent que son corps devient moite par une légère transpiration ; un soulagement parfait succède à l'état de souffrance antérieur.

Troisième stade. — Pendant ce stade, le malade est baigné dans la sueur ; affaibli et épuisé, il cherche le repos et se laisse prendre par le sommeil. A la fin du paroxysme, comme les membres du malade sont relâchés par l'atonie, il ne peut se tenir debout, et tous les mouvements des extrémités et de la tête se font avec un certain tremblement.

III.

Observations cliniques.

Premier cas. — F. D.., âge 23 ans, au service de l'armée à l'île de Zante. Il fut pris d'accès gastralgiques d'origine palustre. Le médecin de l'armée, qui le traita, opposa à ces accidents la quinine avec succès. Au bout de quelques mois, on fit passer le soldat à Missolongui, où il a eu plusieurs atteintes de la même maladie accompagnées par de légers mouvements fébriles. C'était toujours l'usage de la quinine qui lui rendait la santé. Une autre fois, lorsque ce soldat se trouvait à Acarnanie, il fut attaqué par les mêmes accès gastralgiques du type tierce. Le premier ou les premiers de ces accès, comme le malade en prétendit, n'étaient pas accompagnés de fièvre, tandis que dans les accès suivants le mouvement fébrile était très marqué. Ce fut pendant un de ces derniers accès fébriles que nous fûmes appelés près du malade ; dont nous pûmes suivre la maladie, avec attention. Nous en donnons l'histoire un peu détaillée.

État du malade. — La charpente osseuse du corps du malade est bien développée ; elle est disproportionnée aux muscles qui le couvrent et qui sont grêles et flasques. Le malade est hystérique. Son père avait une maladie nerveuse qui nous est inconnue. Son frère aîné souffrait d'épilepsie. Depuis de longs mois, le malade souffre terriblement de spermatorrée ; il est, par conséquent, anémique et épuisé : il a le teint pâle, les lèvres blanchâtres, les oreilles transparentes et cireuses. Replié sur lui-même et pelotonné sous les couvertures, il y mord de temps en temps. Il éprouve des douleurs durant les accès, mais il est des moments où la douleur devient excessive. L'examen microscopique a révélé l'hématozoaire. Nous prescrivîmes la quinine, mais bien qu'elle fût administrée pendant trois jours, il existait encore quelques douleurs gastralgiques légères sans aucun mouvement fébrile. Comme base de la cure complète, nous avons prescrit la quinine avec les toniques, les préparations du fer et de l'arsenic faciles à digérer, et à l'aide du bromure de camphre, des préparations de la noix vomique et de l'hydrothérapie, le malade guérit aussi de la spermatorrée qui l'incommodait et recouvra sa santé parfaitement. Quelques mois après sa guérison, le malade fut atteint de fièvre intermittente sans présenter en même temps des crises gastralgiques. Il continue à jouir d'une santé parfaite.

DEUXIÈME CAS. — D. Bl.., 30 ans, ouvrier, mal nourri et de diathèse goutteuse. Au mois de juillet 1893, il fut atteint d'un accès gastralgique avec mouvement fébrile ; la douleur et les vomissements constituaient, de l'aveu du malade, les principaux éléments de sa maladie. Un médecin appelé chez le malade, diagnostiqua une fièvre pernicieuse gastralgique de nature palustre et recommanda la quinine, qui fut administrée le lendemain en solution et en quantité considérable. Deux heures après l'ingestion du médicament, le malade ressentit des frissonnements ; les paroxysmes gastralgiques revinrent plus atroces et alternant avec des vomissements incoercibles. C'est alors qu'on nous apporta le malade dans un état désespéré ; il souffrait horriblement et poussait des gémissements terribles. Son état peut être conçu comme il suit : facies jaune pâle; lèvres blanchâtres ; ongles bleuâtres ; extrémités et front moites de sueur. Regard effrayé ; le moral extrêmement découragé. Langue plate et un peu humide, son épithélium légèrement proéminent et couvert d'enduit. Ventre légèrement météorisé. Rate et foie dans leurs dimensions normales à peu près. Le malade vomit sans cesse tout ce qu'il a avalé ; les matières vomies se composent de liquides et de tout ce qu'on offre au malade. Température axillaire 38°2. Pouls petit, fréquent et à peine sensible. Une douleur violente force le malade à porter ses mains sur la région stomacale qu'il presse de toute sa force au moyen de ses poings dans l'espoir d'en avoir quelque soulagement. Par suite de la violence de la douleur épigastrique, le malade s'agite et s'inquiète grandement : tantôt il se roule dans son lit, tantôt il se redresse et se met debout, parfois même dans un extrême désespoir, il cherche à se percer le ventre avec un couteau. La douleur apparaît par intervalles séparés les uns des autres par de légères rémitions. Les vomissements, dès qu'ils entrent en scène, semblent attiser, pour ainsi dire, les paroxysmes gastralgiques.

Contre cet état inflammatoire de l'estomac, nous conseillâmes les révulsifs, la glace, les narcotiques en combinaison avec les antiseptiques et le calomel ; mais tout cela sans succès, parce que tout était rejeté par l'estomac. Seule l'aiguille de la seringue de Pravaz a su nous rendre des services. On ne fit pas usage de quinine, attendu que le malade en avait pris préalablement une grande quantité, et que le système nerveux demeurait extrêmement excité. De violents bourdonnements d'oreilles, des éblouissements avec de la céphalalgie achevaient le tableau de l'absorption par l'organisme d'une quantité considérable de quinine. L'accès, dont la durée totale était de quatorze heures, disparut et ne laissa à sa suite qu'un grand relâchement, beaucoup d'atonie et de la courbature des membres. Le malade ne pouvait articuler un mot, tant il était pris de terreur.

Après le calomel, nous revînmes à la quinine le lendemain et nous administrâmes de plus l'eau de Vichy avec tous les autres médicaments indiqués dans la circonstance. Par un régime sévère et par un traitement rationnel, nous parvînmes à fortifier l'organisme entier et à rétablir les fonctions normales de la muqueuse stomacale. Le malade a recouvré avec le temps sa santé. Depuis ce temps-là, bien qu'il eût eu plusieurs atteintes de fièvre intermittente, il ne fut jamais pris de douleurs gastralgiques.

TROISIÈME CAS. — K. R..., jeune fille de 13 ans, délicate, très affaiblie par suite de plusieurs atteintes de paludisme dont elle souffrait depuis sa petite enfance. Il y a six ans, elle eut à souffrir d'une entérorragie quinique ; un an après, elle fut atteinte d'hémoglobinurie quinique. Ces deux accidents déterminèrent ses parents à ne lui donner que du tannate de quinine, toutes les fois qu'elle venait à avoir une atteinte de fièvre palustre. Ils évitaient l'emploi du sulfate de quinine par la crainte de l'hémoglobinurie. Pendant l'année 1891, en dehors des fièvres intermittentes et de l'hémoglobinurie quinique, la jeune fille eut à souffrir deux fois de la fièvre bilieuse hémoglobinurique. Dès lors, il lui survint plusieurs accès intermittents simples. Trois mois après ces accès intermittents, la malade subit trois paroxysmes de fièvre gastralgique, contre lesquels, une fois, nous employâmes pendant l'accès, le tannate de quinine en dehors des narcotiques et des autres médicaments; dans les deux dernières attaques, nous nous contentâmes de faire usage des narcotiques et des révulsifs seuls. La quinine fut administrée après la fin de l'accès.

Pendant un mois encore après ce dernier accès, la malade fut incommodée de quelques légères atteintes d'accès gastralgiques sans fièvre. Nous finîmes par guérir cette gastralgie au moyen de l'hydrothérapie et des médicaments toniques.

QUATRIÈME CAS. — E. K..., âgée de 30 ans. Diathèse goutteuse. Elle ne fit aucune autre maladie, si ce n'est des fièvres palustres dont elle souffrit pendant trois mois dans sa puberté. Dix ans après, souffrant d'une dilatation d'estomac, elle fut aussi atteinte de douleurs gastralgiques. En 1892, lorsque nous vîmes cette malade, elle avait encore la dilatation stomacale et elle venait d'être atteinte d'un nouvel accès gastralgique, contre lequel nous opposâmes le traitement ordinaire.

La quinine, faisant la base du traitement, était administrée pendant quelques jours. Dès qu'on s'en abstint, la fièvre gastralgique rechuta avec une plus grande intensité, et la gastralgie ne recula que lorsque la fièvre succéda au violent frisson qui dura deux heures entières.

Nous continuâmes à administrer la quinine quelques jours encore après la disparition complète de la fièvre dans le but d'en prévenir une rechute nouvelle; nous y ajoutâmes tous les autres médicaments et moyens thérapeutiques indiqués en pareille circonstance et nous fûmes heureux de voir la malade recouvrer une santé parfaite. L'état sain se maintint pendant une année entière, lorsque la malade, bien qu'elle se trouvât dans une localité salubre et loin des foyers du paludisme, fut éprouvée, dans l'espace de deux mois, six fois par la fièvre gastralgique palustre, à la suite d'émotions morales, de douleurs morales, de chagrins et d'un profond épuisement organique.

IV.

Conclusions

La dénomination de *pernicieuse* donnée à la fièvre gastralgique doit être abandonnée : Premièrement parce que cette fièvre ne se termine que très rarement par la mort ; — Deuxièmement parce que le traitement consiste en l'usage mesuré et rationnel de la quinine de même qu'on procède dans le traitement des fièvres intermittentes simples ; — Troisièmement parce que l'hématozoaire du paludisme ne peut en lui seul présenter primitivement un tableau clinique identique à celui qu'offre l'accès gastralgique. Il faut pour cela une affection antérieure de l'estomac. Ce n'est que dans cette dernière condition que la combinaison ou l'évolution simultanée de l'infection palustre peut quelquefois servir à la production de ce tableau clinique.

L'examen de l'estomac de tout individu qui serait atteint de fièvre gastralgique, fait avec soin et minutieusement, justifiera nos réflexions, c'est-à-dire que pour la production du tableau clinique qu'offre la fièvre gastralgique, il faut une affection stomacale antérieure à l'impaludation.

La diathèse, d'une part, et l'affection antérieure ou propathie, d'autre part contribuent à la détermination de l'organe qui doit fatalement subir la plus grave atteinte au cours de toute maladie. Celui qui le premier parmi tous a établi l'importance de la propathie de tout organe fonctionnel fut Hippocrate, le père de la science médicale, qui dit : « Ἀτὰρ ἢν καὶ προσπεπονηκός τι ἢ πρὸ τοῦ νοσέειν, ἐνταυθὶ στηρίξει ἡ νοῦσος » (s'il y a quelque partie ou quelque organe du corps qui souffrait antérieurement par les suites d'une maladie autre que la présente, c'est dans cette partie ou dans cet organe que la nouvelle maladie sera localisée). On ne doit pas aussi perdre de vue la théorie du terrain, parce que si l'affection semble souvent siéger dans cet organe-ci ou dans cet autre-là, la nature, les causes et le danger immédiat en résident ailleurs, c'est dire dans l'organisme entier ou dans l'état général.

La gastralgie n'est donc qu'un symptôme qui vient quelquefois s'ajouter au tableau clinique du paludisme ; ce n'est pas un type particulier de fièvre pernicieuse digne de porter le nom de fièvre pernicieuse gastralgique : c'est une simple complication du paludisme. Il est donc raisonnable et conforme aux recherches cliniques qu'on substitue à la dénomination de fièvre pernicieuse gastralgique celle de « fièvre palustre (intermittente rémittente ou continue) avec complication de gastralgie » qui est due à une affection antérieure de la muqueuse stomacale.

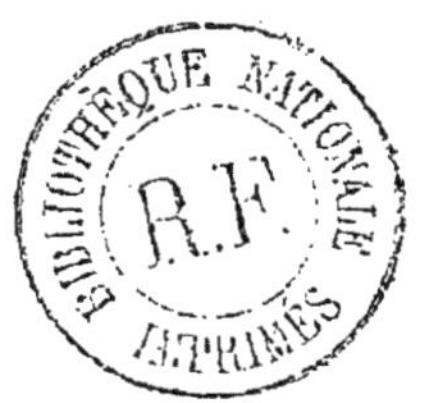